Las personas que irradian mucha energía se caracterizan por su fuerza, su vitalidad y la confianza firme en sí mismas. ¿Y qué tiene que ver esto con practicar fitness matutino? Mucho. Los seis sofisticados programas de ejercicios que le presentamos a continuación le proporcionarán toda la energía que necesita. Estos ejercicios reaniman, armonizan y fortalecen cuerpo y alma, además de mejorar considerablemente nuestro aspecto. Así que no lo dude: elija entre el programa de diez, veinte o treinta minutos, y empiece hoy mismo.

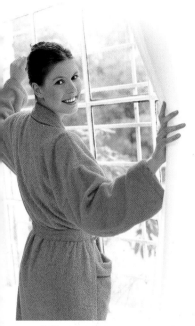

Contenido

Seis formas de disfrutar el fitness

10 minutos para los que tienen prisa

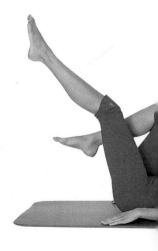

20 minutos de programa
medio

30 minutos para
las sibaritas

Seis formas
de disfrutar
el fitness
Fácil, cómodo
y efectivo

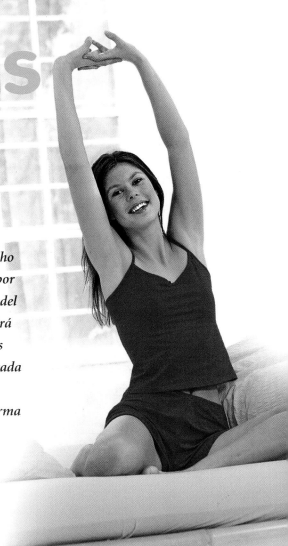

¿Tiene prisa y no dispone de mucho tiempo? ¿Le gustaría dejarse llevar por completo y entregarse a los placeres del ejercicio? Si es así, siga leyendo; podrá elegir entre seis programas de fitness matutino hechos a la medida para cada necesidad y disponibilidad horaria. Hemos procurado alternarlos, de forma que un día entrene hombros, espalda, pectorales y brazos, y al día siguiente ponga en forma abdomen, glúteos, caderas y piernas.

Mejorará su condición
física

Hoy en día, todos llevamos una vida ajetreada. En definitiva, no es fácil encontrar un denominador común para el trabajo, la pareja, la familia, los amigos y para usted mismo. Con frecuencia, dejamos de lado practicar ejercicio. Pero, ¿por qué no prestamos más atención a cómo obtener energía para hacer frente a los retos diarios? Lo cierto es que si invierte en su forma física, obtendrá numerosos beneficios:

- Aumentará su ánimo y su energía.
- Notará un incremento en su potencia.
- Aumentará su capacidad de esfuerzo y de hacer frente al estrés.
- Se sentirá más tranquila.
- No enfermará con la misma frecuencia.
- Se sentirá mejor en el ámbito corporal.
- Parecerá más joven.
- Tendrá mejor aspecto.
- Se sentirá mejor en general.

Y todo con un mínimo esfuerzo

Como ve, practicar ejercicio vale la pena. Además, los programas matutinos no le quitarán demasiado tiempo. Potenciarán su movilidad, reactivarán su circulación y darán forma a sus músculos. Todo ello, con mínimo esfuerzo y máximos resultados.

Manos a la obra

➤ Elija entre el programa corto de diez minutos, el programa medio de veinte minutos o el programa intensivo de treinta minutos, según sus necesidades y disponibilidad horaria. Si dispone de muy poco tiempo considere el programa corto.

➤ Para sacarle partido durante todo el día al dinamismo adquirido con el ejercicio realizado, practique el programa siempre por las mañanas.

➤ Puesto que hacer fitness nunca está de más, practíquelo al menos tres veces por semana; si es posible, a diario.

truco:

FITNESS MATUTINO: ¿QUÉ NECESITA PARA PRACTICARLO?

➤ **ROPA:** Procure llevar ropa de su color preferido, que sea ajustada y cómoda. De este modo, podrá controlar mejor el ejercicio y observará cuáles son los músculos activos. Además, verá más rápidamente los resultados en su figura y la motivación será mayor. Asimismo, vestirse de su color favorito le pondrá de buen humor al comenzar la mañana. Si tiene el pelo largo, recójaselo con una cinta para evitar que le caiga sobre la frente.
En el caso de que haga frío por la mañana y necesite llevar calcetines, éstos deberán ser antideslizantes. Podrá adquirirlos en tiendas de deporte.

➤ **BEBIDA:** Coloque una botella de agua mineral cerca para no interrumpir el entrenamiento en caso de que tenga sed.

➤ **TIEMPO:** Debe disponer de un reloj con segundero. Para la realización de muchos ejercicios se especifican tanto minutos como segundos.

Primer factor: el ejercicio físico

¿Sabe la satisfacción que se siente cuando uno agota todas sus fuerzas físicas? Es una sensación agradable porque:

● Practicar ejercicio es un placer. Está comprobado científicamente: Realizar ejercicio pone en marcha en el cerebro la producción de la "sustancia de la felicidad", más conocida como endorfina.

● "Ejercicio" significa expresión. Con el fitness matutino su aspecto se verá beneficiado, ya que adquirirá una movilidad más enérgica, una mayor agilidad y su modo de caminar será más elegante.

● El ejercicio físico es salud; fortalece el sistema inmunológico, mejora la respiración, abastece mejor de oxígeno al corazón y los músculos reciben un mayor riego sanguíneo.

● El ejercicio nos hace más inteligentes. Numerosos estudios han demostrado que el deporte estimula el cerebro.

Debemos tener en cuenta que el ejercicio físico debe ser regular; de lo contrario, perdemos movilidad y resultará mucho más duro realizarlo.

Agilidad y flexibilidad

Gracias principalmente a las articulaciones podemos mover el cuerpo. Consideremos por ejemplo las articulaciones esféricas. Éstas consisten en una esfera que gira en una pequeña cavidad. La longitud del radio de movimiento de esta articulación determina el movimiento de los brazos. Las articulaciones de los dedos y de las rodillas son menos flexibles. Su mecanismo es similar al de una bisagra, ya que se doblan y se estiran. No obstante, el radio de movimiento de todas las articulaciones es limitado. A través de la gimnasia aprenderá a sacar su máximo rendimiento, aunque no podrá modificarlo.

Haga estiramientos

La movilidad de su cuerpo depende de su capacidad de estiramiento. Las articulaciones están rodeadas de ligamentos, tejido conjuntivo, músculos y tendones. La elasticidad y flexibilidad de éstos determina la movilidad de su cuerpo. Y ésta puede aumentarse mediante el ejercicio físico. Se denomina estiramiento, conocido en lenguaje más actual como *stretching*.

¿Le apetece hacer un poco de stretching?

A modo de prueba, a continuación le proponemos un ejercicio de estiramientos. Para ello puede permanecer de pie en el lugar donde se encuentre.

1. Cierre los ojos e imagine que es un gato que se acaba de despertar de la siesta. Desperécese, tal como lo haría un gato. Eso es; se sentirá tan bien, que le apetecerá hasta ronronear.

2. Realice estiramientos siempre que pueda. Notará que su cuerpo está preparado para cualquier actividad.

Test:
¿Qué movilidad tiene usted?

Haga este test tras practicar el fitness matutino, después del calentamiento o más tarde. Para ello, no necesita más que cinco minutos, una esterilla gimnástica y sus zapatillas de deporte.

ATAR CORDONES

1. Póngase las zapatillas de deporte y déjese los cordones desatados. Coloque los pies juntos de forma paralela y estire las piernas. Deje colgar los brazos relajadamente hacia los lados.

2. Incline el tronco lentamente; primero la cabeza y luego la espalda, poco a poco hacia el suelo, hasta que roce los pies con las puntas de los dedos.

3. Cuente hasta quince. A continuación póngase recto de nuevo.

4. Repita el ejercicio, pero esta vez, en lugar de rozar los pies, átese las zapatillas.

SENTARSE "COMO UN INDIO"

1. Extienda la esterilla. Siéntese con la espalda recta y las piernas en cruz.

2. Entrelace los dedos de ambas manos y estire los brazos sobre la cabeza con las palmas de las manos hacia arriba. Empuje los muslos hacia el suelo.

3. Cuente hasta quince y después relájese.

RESULTADO 1

● En el test de los cordones, las puntas de los dedos sólo le alcanzan hasta un punto entre las rodillas y los pies.

● Cuando se siente "como un indio" no podrá estirar completamente los brazos y/o las rodillas distarán más de veinte centímetros del suelo.

➤ Consejo:

Practique diariamente el fitness matutino y, de paso, haga estiramientos. Para ello, siga los parámetros indicados en el programa medio para abdomen, caderas, glúteos y piernas, de la página 34.

RESULTADO 2

● En el test de los cordones ha conseguido rozar sus pies con la punta de los dedos y se ha atado los cordones sin problemas.

● Ha podido estirar los brazos cuando estaba "como un indio" y las rodillas distaban menos de diez centímetros del suelo.

➤ Consejo:

Continúe con el fitness. Si quiere mejorar su movilidad, al realizar los programas de fitness matutino aumente la duración de los ejercicios de estiramientos. Hágalo de forma gradual –2, 4... segundos–, con el fin de que los músculos no experimenten un esfuerzo excesivo.

Segundo factor:
la circulación

Figúrese: la longitud total de todos los vasos sanguíneos de una persona es aproximadamente de unos cien mil kilómetros. Es mucho, ¿a que sí? Por ellos circula la sangre a lo largo del cuerpo (circulación corporal). La circulación de la sangre en una zona concreta, como son los pulmones, es la circulación pulmonar.

En la circulación pulmonar la sangre ("vieja") es bombeada desde el corazón a los pulmones. Es allí donde se purifica: el dióxido de carbono se cambia por oxígeno. Después es bombeada de nuevo al corazón y desde allí se distribuye a todo el cuerpo (circulación corporal). Durante este proceso, los vasos sanguíneos, que transportan la sangre procedente del corazón, denominados arterias, tienen que soportar una gran presión. Por ello, la capa muscular que los recubre es mucho más fuer-

te que la de las venas. Para que éstas realicen su función, los músculos de los brazos y las piernas las protegen. Éstos se contraen en cada movimiento. De este modo, ejercen presión sobre las venas y comprimen la sangre que vuelve al corazón con ayuda de válvulas venosas.

Una vida llena de vitalidad

Usted puede favorecer este sistema fascinante mediante el ejercicio físico. El más adecuado para ello es el fitness matutino, ya que éste beneficia especialmente al sistema circulatorio del corazón y lo mejora notablemente. De lo contrario, se vuelve perezoso y puede darle un susto sin que se lo espere. Por ejemplo, al subir una escalera o corriendo.

... y de oxígeno

El ejercicio físico es una cosa y una correcta respiración es otra. Usted suministra al sistema circulatorio el oxígeno

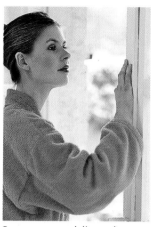

Para comenzar el día con buen pie, inspire plenamente el oxígeno de la mañana al abrir la ventana.

necesario para que pueda funcionar correctamente y ahorre energía. Éste parte de los pulmones para llegar a la sangre. A través de ella llega al cerebro, a los músculos y al corazón, y cuanto más oxígeno tiene el corazón a su disposición, más sangre bombea al cuerpo con cada latido. Gracias a esto, los vasos sanguíneos regulan mejor la presión sanguínea y previenen la hipertensión.

El momento de mayor beneficio para la circulación es

cuando usted respira profundamente y con fluidez. Intente comprobarlo.

Respirar profundamente es muy sencillo

1. Siéntese con la espalda recta y colóquese las manos sobre el abdomen.
2. Inspire por la nariz lentamente. Tome todo el aire que pueda, hasta que note que le llega al abdomen; es decir, a la parte inferior de los pulmones.
3. Ahora, espire el aire del mismo modo procurando llevar un ritmo relajado. Sienta cómo se contraen y se hinchan el abdomen y el pecho con la respiración.

Humedecer y renovar

➤ Respire siempre que pueda por la nariz.
Mediante la respiración, calentamos el aire hasta que alcanza una temperatura adecuada para los pulmones, humedecemos y filtramos todas las partículas de suciedad. Además, la respiración nasal activa el músculo más importante que interviene en este proceso: el diafragma,

que controla el riego sanguíneo y llega correctamente a los órganos del abdomen durante la respiración.
➤ Observe que practicando fitness la respiración modera el ritmo cardiaco. No llegue nunca hasta el punto de agotar todas sus fuerzas y tener

que jadear, pues somete al corazón y a la circulación a un gran esfuerzo. Regla empírica: practique todo el ejercicio que quiera, mientras pueda hablar.
➤ Durante la realización de secuencias intensivas de ejercicio inspire el aire por la nariz y espírelo por la boca.

info:

¡HAY QUE AIREARSE!

¿Sabe con qué frecuencia inspira y espira o de qué se compone exactamente el aire que respira? A continuación le presentamos algunos datos muy interesantes:

● El ser humano inspira y espira por término medio unas 18 veces por minuto, 25.920 veces al día, 9.500.000 veces al año.

● En cada inspiración se consume medio litro de aire. En un año, este aire llenaría todo un gimnasio.

● El combinado que inspiramos se compone de un 20% de oxígeno y de un 80% de nitrógeno.

● La mezcla que espiramos, se compone de un 16% de oxígeno, un 4% de dióxido de carbono y de un 80% de nitrógeno.

● El hecho es que cuanto más en forma esté, mayor cantidad de oxígeno podrá su cuerpo asimilar. Esto expresado en cifras: si usted practica fitness cada mañana, la mezcla de aire que respire contendrá un 4% de oxígeno. Un deportista de alta competición contiene en la sangre hasta un 7%. Por el contrario, los reacios al ejercicio consumen como máximo un 3%.

Tercer factor: los músculos

Es evidente que no podrá parecerse al equivalente femenino de Schwarzenegger en *Terminator*. Eso sería engañarse con falsas esperanzas.

Una bonita silueta en lugar de bíceps

Es justo lo que usted desea: tener curvas bonitas en el lugar exacto y un cuerpo que irradie energía, vitalidad y flexibilidad. Esto es algo que puede conseguir; sólo necesita poner en movimiento sus músculos diariamente mediante el fitness matutino. Para ello, puede hacer actuar determinadas regiones corporales, modelarlas a su gusto y estirar la piel. Notará estos resultados en unas diez semanas aproximadamente; verá que sus músculos se han desarrollado correctamente en el abdomen, en los glúteos, los brazos y las piernas. Y todo estará donde tiene que estar.

¿Qué sabemos de los músculos?

Los músculos se contraen y se relajan las veinticuatro horas del día. Una actividad simple pero muy importante. A fin de cuentas, son los músculos los que mantienen en pie el cuerpo. Mueven las articulaciones y se encargan de coordinar cada uno de nuestros movimientos. Incluso cuando está sentado en el sofá, descansando, éstos están activos. Los músculos producen energía y transforman la grasa en fuerza, en el caso de que realicen un esfuerzo intensivo. En total, el ser humano tiene lo que podríamos llamar unas 640 pequeñas y grandes centrales eléctricas. Éstas se componen de un 70-80% de agua, un 18% de proteínas y un 3-4% de sales.

Fibras rápidas, intermedias y lentas

Cada uno de los músculos está compuesto por numerosas fibras. Existen tres tipos diferentes de estos "cables de energía". Cuando corremos muy rápido, entran en acción principalmente las fibras más rápidas. Si practicamos la marcha, entran en juego las fibras intermedias. Y cuando, por ejemplo, escribimos una carta, tan sólo se activan las fibras lentas. La cantidad de fibras de cada tipo que tiene una persona viene determinada por su genética. Hoy en día la medicina deportiva intenta descubrir si esta combinación puede cambiarse mediante el fitness selectivo; por ejemplo convertir las fibras medias en rápidas o variar el número de fibras constantes.

Note cómo aumenta la energía

La masa muscular de una mujer constituye entre un 25-35% de su peso. En el caso del hombre, este porcentaje es de un 40-50%. Tal vez sea un hecho relacionado con la evolución, pero lo cierto es que las mujeres, por término medio, poseen una cantidad de grasa de aproximadamente un 10% mayor a la de los hombres.

truco:

EJERCITE LOS MÚSCULOS EN CUALQUIER LUGAR Y HORA CON EJERCICIOS ISOMÉTRICOS

Según las estadísticas, nos pasamos doce años de nuestra vida frente al televisor y cinco años esperando el autobús, en atascos, esperando a que nos cobren en la tienda de comestibles, en el médico o en actos religiosos.

Con la "isometría" se aprovecha incluso todo este tiempo. Este término proviene del griego y literalmente significa "misma longitud". De este modo se denominaba a un tipo de gimnasia especial cuyos ejercicios no estiran las fibras musculares, como sucede con el stretching, sino que las fortalecen por más tiempo. La ventaja de la isometría es que puede practicarla de forma inadvertida siempre que quiera y en cualquier lugar, puesto que sus ejercicios no son aparentemente perceptibles.

➤ **Piernas**

Cuando esté sentado en una silla con la pierna derecha cruzada sobre la izquierda, trate de levantar la derecha con la izquierda sin levantar la planta de los pies y cuente hasta cinco. Para relajar las piernas, colóquelas paralelas, una junto a la otra. Repetir el ejercicio cinco veces con cada pierna.

➤ **Glúteos y muslos**

También sentado o de pie, apriete los glúteos durante unos cinco segundos. Hágalo enérgicamente, de forma que cuando se relaje lo note en la parte externa de los muslos.

➤ **Brazos y espalda**

Mientras espera en su coche ante un semáforo en rojo, agarre el volante de lado. Entonces, haga fuerza hacia el lado contrario mientras cuenta hasta cinco. Relájese y repita el ejercicio hasta que se ponga el semáforo en verde.

➤ **Abdomen**

Éste es un ejercicio para realizar de pie. Coloque los pies paralelos y encoja la pared abdominal, mientras continúa respirando tranquilamente. Cuente hasta cinco y vuelva a relajar la musculatura. Repita este ejercicio tantas veces como pueda.

➤ **Hombros**

Colóquese detrás de una silla, con la mano izquierda sobre el respaldo. Adelante la pierna izquierda un paso y haga fuerza con esta misma mano contra el respaldo, mientras cuenta hasta cinco. A continuación, repita el ejercicio intercambiando la pierna y el brazo.

Al menos la naturaleza procura ser imparcial respecto al catabolismo de los músculos. Tanto en hombres como en mujeres la masa muscular comienza a debilitarse a partir de los treinta años de edad, mientras que la cantidad de grasa aumenta. Este proceso puede retardarse mediante la práctica regular de fitness. Así que, ¿a qué espera?

¡Piernas preparadas, listas...!

Por otro lado, puesto que un gran número de músculos se encuentra en las piernas (aproximadamente el 40%), ejercítelas todo lo que pueda. Cuando le apetezca, practique el fitness matutino, después salga a correr un rato, haga un poco de bicicleta, patine o incluso baile.

10 minutos para los que tienen prisa

Fitness para los que disponen de poco tiempo

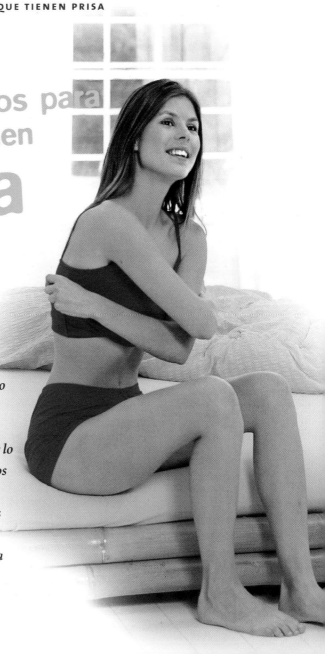

Hoy en día, todos corremos de un lado para otro y siempre tenemos prisa. Por ello, no queremos practicar otro ejercicio que sentarnos y lo que queremos son unos efectos inmediatos. A continuación, presentamos unos programas cortos de entrenamiento, con los que no tendrá excusa para practicar ejercicio incluso en épocas de mucho estrés.

¿Poco tiempo por las mañanas? No se preocupe

Tal vez esté pasando por una época de estrés, trabaja bajo una gran presión y no tiene tiempo para practicar fitness. Quizá sea cuestión de un par de días en los que tiene que zanjar las negociaciones de un proyecto que tiene entre manos. Después, dedicará tiempo a su cuerpo. Empezará a ir al gimnasio tres veces por semana, se comprará unas zapatillas deportivas y se levantará una hora antes para correr por el parque, etc. "La semana que viene empiezo", se dice a sí mismo. No se engañe, estas cosas nunca se cumplen. ¿Por qué? Porque siempre ocurre que uno no puede cumplir con todos los propósitos y se hunde. El resultado es un sentimiento de culpabilidad y preocupación por un estrés todavía mayor. Olvídelo y reconozca que trabaja duro y mucho. Y dentro de un par de días estará igual; siempre va a tener algo que hacer. Esto no significa que tenga

que renunciar al entrenamiento de su cuerpo. La solución está en el fitness matutino para los que disponen de poco tiempo.

Rápido, beneficioso y listo

Con el siguiente programa aumentará su energía, su vitalidad y su humor. Y se dará cuenta de que un cuerpo en forma soporta mejor los momentos estresantes que un cuerpo débil. Se trata de un programa eficaz que requiere únicamente diez minutos y sus gastos en fitness disminuirán de manera progresiva en los momentos de más presión. Como ve, no necesita mucho tiempo.

¿Y si usted sigue disponiendo de poco tiempo? ¿Si necesita algo que sea verdaderamente rápido? Entonces, siga con el programa corto. Éste combina el fitness con el aseo matutino, de modo que matará dos pájaros de un tiro.

truco:

¡ANTE TODO, RESPIRAR PROFUNDAMENTE!

Asimismo, si es una persona que dispone de poco tiempo, no deje que el nerviosismo se manifieste en la respiración. La respiración no debe ser ni muy apresurada ni demasiado débil, ya que, ante todo, respirar profunda y relajadamente es la clave para que el programa de fitness sea efectivo. Como resultado de esto, aumenta la capacidad de los pulmones, la sangre transporta mayor cantidad de oxígeno que se bombea al corazón, al cerebro y a los músculos, y tiene lugar un intercambio de materia, ya que las impurezas y las sustancias tóxicas son expulsadas rápidamente, por lo que:

➤ Respire conscientemente, es decir, practique una y otra vez este proceso respirando profundamente.
➤ Jamás contenga la respiración, deje que ésta lleve su ritmo normal.
➤ Inspire y espire a través de la nariz. Cuando realice series de ejercicios duros, inspire por la nariz y espire por la boca, que deberá estar ligeramente abierta.

Programa corto para el **tronco**

Antes de que empiece con este programa...

➤ Prepare una esterilla gimnástica o un par de mantas de lana. También consiga un poco de té verde en una tienda de productos dietéticos, en una de productos naturales o en un herbolario.

➤ Ventile el lugar en el que desea entrenar.

Nuca, espalda, pecho y brazos

Calentamiento

Antes de cada entrenamiento siempre debemos calentar, sin excepción alguna, incluso si sólo se dispone de dos minutos. En el caso de que así sea, haga un breve calentamiento. De este modo, el cuerpo se preparará para la actividad diaria; la sangre circulará lentamente por las venas, los músculos y las articulaciones se sentirán

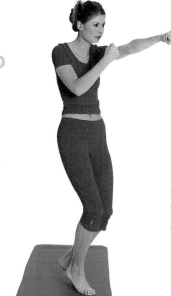

menos cansados y adquirirán más flexibilidad y movilidad. Practique también un poco de boxeo imaginario para despertar el cuerpo, apretando los puños de forma relajada y agitándolos enérgicamente. Para sentirse motivado, imagínese a alguien con quien esté enfadado, por ejemplo su jefe, el cual le ha vuelto a gri-

tar. Y ahora, ¡salte al cuadrilátero para el primer asalto! Comience relajado en la posición de correr.

Ponga en juego los brazos, cierre las manos formando un puño relajado y levántelas a la altura de la cara. Adelante ambos puños realizando un cambio enérgico. Para realizar esto con mayor facilidad levante los hombros.

➤ Empiece lentamente. Después, incremente el tiempo a medida que aumenta su fuerza combativa. Boxee durante dos minutos sin interrupción con su adversario ficticio.

Estírese bien

Con total seguridad, los gatos de las grandes ciudades se han adaptado desde hace ya tiempo al entorno frenético que los rodea. Sin embargo, de forma instintiva, por así decirlo, éstos se desperezan y estiran una y otra vez. Son un buen ejemplo a imitar.

Estirar aumenta la movilidad y además los estiramientos nos permiten adquirir una postura

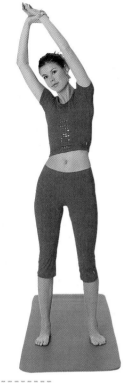

2. Mueva el brazo izquierdo ligeramente hacia la derecha, de manera que note el estiramiento en toda la parte corporal izquierda. Aguante contando lentamente hasta veinticinco.
3. Relájese. Ahora, estire con el otro brazo y repita el ejercicio dos veces más.

Suave flexión

Los músculos nos favorecen, dan forma a nuestro cuerpo y aumentan nuestra tonificación. De modo que ponga todos ellos en juego ahora, mediante este ejercicio que reafirma la musculatura de brazos y pecho.

➤ Preste atención a su respiración; en la fase de mayor esfuerzo, respire todo lo que pueda y cuando se relaje vuelva a respirar profundamente. Aplique la misma técnica de respiración mientras esté de rodillas.

1. Colóquese a cuatro patas sobre la estera. Coloque el pie derecho sobre el izquierdo, de forma que el peso corporal se apoye principalmente sobre la rodilla.
2. Doble los brazos y, al mismo tiempo, incline el tronco de forma que quede a pocos centímetros del suelo. Tenga cuidado de no provocarse una lordosis. Sus rodillas, cadera y cabeza deben alinearse lo máximo posible.

➤ Ahora, alce e incline el cuerpo durante dos minutos. Hágalo a su ritmo.

recta y adecuada y nos proporcionan una sensación corporal estupenda. El siguiente ejercicio le ayudará a estirar principalmente los músculos laterales del cuerpo.

1. Coloque los pies a la altura de sus hombros y levante los brazos por encima de la cabeza. Con la mano derecha agárrese la muñeca izquierda.

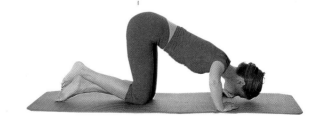

Espalda de perro y de gato

En nuestro trabajo en la oficina, el cuidado de nuestra columna vertebral no es algo que haya que tomárselo a broma. Ésta aguanta durante horas en la misma posición mientras usted está sentado. No le hace ningún bien permanecer quieto durante tanto tiempo, ya que la espalda va adquiriendo cada vez más rigidez, al igual que las zonas corporales que la rodean. El resultado es una rigidez dolorosa en los hombros, la espalda y las caderas. Asimismo, la caja torácica se vuelve más estrecha y uno se siente como si llevara un corsé. Para contrarrestar estos efectos practique el par de ejercicios espalda de gato/espalda de perro. Mantendrán su columna vertebral en movimiento y además eliminarán la rigidez persistente que suele generarse.

1. Póngase a cuatro patas en la esterilla gimnástica.

2. Haga como los gatos: arquee el lomo. Eleve la espalda formando un arco hacia arriba. Pegue la barbilla al pecho, de forma que esconda un poco la cabeza, y cuente hasta diez mientras se mantiene en esta posición.
3. Ahora, practique el ejercicio contrario: forme una curva con el pecho, tal cual hacen los

perros, de forma que el abdomen quede relajado. Descanse la cabeza sobre la nuca y mire al frente como los perros cuando marcan la postura de "muestra". Manténgase así mientras cuenta hasta diez.

➤ Practique estos dos ejercicios durante unos dos minutos.

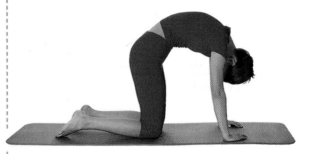

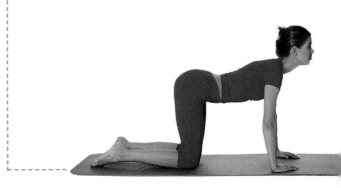

Un ejercicio completo: trazar ochos y tomar té verde

Quien tiene prisa pierde la perspectiva visual; esto es algo que tiene que ver principalmente con la concentración y depende de lo ejercitado que esté su cerebro. Por supuesto, los ojos juegan aquí un papel muy importante, ya que ver con claridad aumenta las oportunidades de conservar la perspectiva.

"Trazar ochos" es, en este caso, la solución. Este ejercicio activa la mitad izquierda y derecha del cerebro y las sincroniza. De este modo, usted podrá concentrarse mejor y además entrenará la musculatura de sus ojos de una forma amena.

Sabemos que tiene prisa, pero deténgase:

➤ Ponga a calentar agua para prepararse un té verde y, mientras, mueva los ojos en círculo. Ejercite un poco más los ojos mientras termina de prepararlo. Y ahora, siga los siguientes pasos para entrenarlos:

1. Cierre los ojos. Inspire y espire.
2. Imagínese el número ocho. Trate de dibujarlo varias veces tanto horizontal como verticalmente con el movimiento de los ojos.

➤ Practique este ejercicio moviendo los ojos de arriba hacia abajo y de izquierda a derecha durante dos minutos.

info:

LAS PROPIEDADES DEL TÉ VERDE

El té verde es un producto estimulante, un remedio y un cosmético que nos pone en forma, nos proporciona energía al instante, fortalece el sistema inmunológico y detecta las sustancias tóxicas y las expulsa de nuestro cuerpo. Se dice que pone en jaque mate a los anticuerpos y que protege contra el cáncer. El té verde contiene fluoruro, por ello actúa contra las bacterias y previene las caries.

Además, contiene gran cantidad de vitaminas, sales minerales, oligoelementos y aceites esenciales. Esta potente infusión retrasa el proceso de envejecimiento de la piel. Por ello es la industria de la cosmética la que lo ha empezado a dar a conocer.

Una taza de esta infusión contiene 40 mg de cafeína, en comparación con una taza de café que tiene una cantidad comprendida entre 60 y 150 mg. Mientras que una taza de café excita nuestro corazón y nuestra circulación, una taza de este té estimula inmediatamente nuestro cerebro y nuestro sistema nervioso central. A pesar de que éste actúa como estimulante, no es perjudicial para el corazón ni para la circulación.

➤ Ponga un colador de té sobre una taza y vierta media cucharadita de té verde. Deje que el agua se enfríe hasta unos 70-80 °C (si no quiere esperar, añada un poco de agua) y viértala sobre el té. Déjelo reposar durante unos tres minutos y... ¡listo para tomar!

Programa corto para abdomen, piernas, glúteos y cadera

Antes de que comience con este programa...

➤ Prepare una esterilla gimnástica o un par de mantas de lana. También consiga un poco de té verde en una tienda de productos dietéticos, en una de productos naturales o en una herboristería.

➤ Ventile el lugar en el que desea entrenar.

Abdomen, piernas, glúteos y cadera

Calentamiento

¿Cree que no tiene tiempo para nada? Quizá no tiene un hueco en su agenda y padece de los nervios, sus obligaciones le quitan el sueño y cuando suena el despertador se siente agotado y su cuerpo está tenso; si no puede conciliar el sueño y no se siente flexible, trate de adquirir la misma temperatura del lugar donde se encuentra y

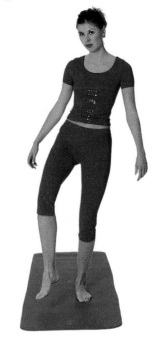

cuando haya agitado cada milímetro de su cuerpo, éste se regenerará y dispondrá de nueva energía.

1. Colóquese de pie con las piernas abiertas y relajadas.
2. Eleve un poco el pie derecho y sacúdalo brevemente. Realice la misma actividad con el pie izquierdo.
3. Ahora es el turno de las manos y los brazos. Agítelos.
4. Agite también la cadera, balanceándola hacia delante y hacia atrás.

5. Aproveche el impulso de la cadera para mover el tronco.
6. No se olvide de mover también la cabeza y los hombros.

➤ Mueva todas las partes del cuerpo durante dos minutos.

Ejercicio cruzado

La efectividad del ejercicio físico es muy importante, especialmente si usted dispone de poco tiempo. Por ello, el ejercicio cruzado le vendrá muy bien, ya que al practicarlo estirará todos los grupos musculares del abdomen, piernas, pecho y espalda. Además es un entrenamiento ideal del equilibrio.

1. Colóquese a cuatro patas sobre la estera.
2. Estire el brazo izquierdo y la pierna derecha al mismo tiempo, formando una línea con la espalda.
3. Mantenga el cuerpo en tensión mientras estira el brazo y la pierna. Procure no encorvar la espalda al realizar esto. Sitúe la cabeza como una prolon-

gación más de la columna vertebral y cuente hasta diez en esta posición.

4. Ahora, una el brazo con la pierna, de modo que el codo y la rodilla se toquen. Deje caer la cabeza y relájela. Trate de mantener la cadera paralela al suelo y vuelva a contar hasta diez en esta posición.

➤ Realice de nuevo todo el proceso durante un minuto. Después, vuelva a repetirlo cambiando de pierna y brazo.

El mundo al revés

Comience el nuevo día practicando el pino puente. Estimula la movilidad y es entretenido. Además, con esta posición se consiguen resultados beneficiosos para la salud. Asimismo, fortalece el sistema nervioso y el corazón, aumenta el riego sanguíneo en la región de la nuca que más acusa el estrés y disminuyen las probabilidades de padecer rigidez corporal.

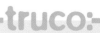

truco:

¡PARE UN MOMENTO!

¡Deténgase! Si nota que todavía le agobia el estrés y se siente hundido, si se da cuenta de que el fitness matutino se convierte en algo mecánico y monótono y se lo toma como una distracción, haga un descanso para meditar. Esto le dará fuerzas al instante. Realice este descanso tantas veces como pueda.

➤ Dígase a sí mismo en voz alta (cuando esté con gente, hágalo en voz baja): "¡Para!" Quédese como una estatua durante unos segundos. Y después continúe con lo que estaba haciendo.

1. Acuéstese boca arriba sobre la esterilla.

2. Levante las piernas lentamente, hasta que se encuentren en posición horizontal sobre la cabeza. Sírvase de las manos para sujetar el cuerpo por la cadera. Realice diez respiraciones para relajarse.

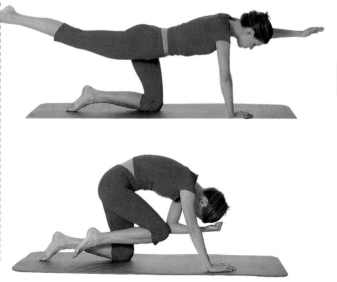

3. Coloque las piernas en posición perpendicular al resto del cuerpo. Utilice los brazos para sujetar la espalda. Inspire y espire profundamente diez veces.

4. Ahora, incline las piernas hacia la cabeza hasta que los dedos del pie rocen el suelo. Retire los brazos hacia los lados e inspire y espire profundamente diez veces.

5. Después, vuelva a colocar las piernas en posición perpendicular al cuerpo, pero esta vez con toda la espalda pegada al suelo y los brazos relajados, pegados al cuerpo. Inspire y espire diez veces.

6. A continuación, doble las rodillas, baje las piernas y vuelva a sentarse lentamente.

➤ Realice esta secuencia de ejercicios durante dos minutos.

Glúteos en forma

¿Quiere tener unos glúteos bonitos? Verá: ninguna otra parte del cuerpo humano reacciona tan rápidamente al ejercicio selectivo y regular como el trasero.

1. Siéntese en el borde de una silla.

2. Levante la rodilla derecha hasta la altura del pecho, ayudándose con ambas manos. Cuando lo haga, procure no adelantar los hombros y mantenga el pie izquierdo en el suelo. Haga fuerza con la rodilla hacia las palmas de las manos, con cuidado de no provocarse una lordosis. Manténgase en esta posición mientras cuenta hasta diez.

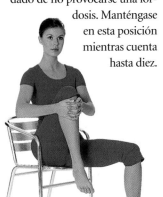

➤ Relájese un poco y realice el mismo ejercicio con la pierna izquierda. Repítalo seis veces.

Ejercicio completo: trazar círculos con los pies y tomar jengibre

----

Tómese una taza de jengibre; le pondrá de buen humor, se sentirá desbordante de energía y preparado para hacer frente a marchas forzadas a los desafíos del día a día. Para que sus pies no sufran, coloque en el suelo una esterilla de pies hasta que acabe de preparar la infusión.

1. Póngase de pie. Levante un poco el pie izquierdo y si tiene problemas para mantener el equilibrio, apóyese con la mano sobre la mesa de la cocina.

2. Describa círculos con el pie, primero hacia la izquierda y después hacia la derecha.

3. Después balancéelo hacia arriba y hacia abajo.

4. A continuación, encoja los dedos de los pies como si sujetara con ellos un lápiz y vuélvalos a relajar.

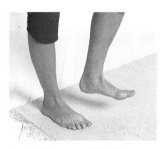
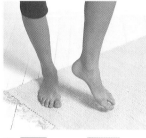
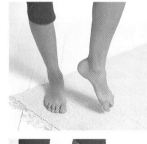
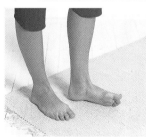

5. Para finalizar, levante del suelo el borde interior y el borde exterior del pie repetidamente.

➤ Practique esta secuencia de ejercicios durante un minuto, después repítala con el otro pie.

info:

EL PODER DEL JENGIBRE

¿Toma té para relajarse? ¿Con qué propósito lo toma? El jengibre le dará alas. Y lo bueno de esta infusión aromática, estimulante, medicinal y cosmética, es que reactiva la circulación y regenera la piel sin dañar al estómago. Para agilizar su preparación, tome jengibre en polvo.

➤ Eche una cucharadita de jengibre en una taza y luego vierta en ésta 200 ml de agua hirviendo. Agítelo rápidamente y déjelo reposar hasta que se enfríe un poco. A continuación, échele un poco de miel y añádale otro poco de leche.

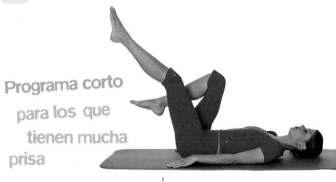

Programa corto para los que tienen mucha prisa

Antes de que comience con este programa...

➤ Necesita un radio-despertador, dos cucharas y té de ginkgo (este último podrá adquirirlo en herbolarios, tiendas de productos dietéticos y tiendas de productos naturales).

Hacer bici en la cama mientras escucha las noticias

Lo bueno de este ejercicio es que para realizarlo puede calentar en la cama y ni siquiera necesita abrir los ojos. Y lo malo es que tan pronto como suene el despertador debe destaparse sin vacilar, porque comienza el calentamiento.

1. Colóquese boca arriba con los brazos pegados al cuerpo.
2. Levante las piernas y haga como si pedalease en una bicicleta. Mientras la radio informa

sobre los sucesos del día, siga pedaleando tranquilamente.
3. Tras treinta segundos aumente la velocidad.
4. Cuando haya pasado minuto y medio trate de hacer un "sprint final". Pedalee con todas sus fuerzas durante treinta segundos: imagine que entra rápidamente en la curva que le lleva a la recta final y llega fresco como una rosa.

Balanceo de pies mientras se lava los dientes

Vaya al cuarto de baño. Como ya se ha anunciado en el título, este ejercicio consiste en balancear los pies mientras se lava los dientes. Por ello, mientras se cepilla los dientes, póngase de puntillas. Notará los resultados en el músculo peroneo. Y por supuesto en el trasero.

Ambos se fortalecerán y se mantendrán en forma.

1. Colóquese delante del lavabo y separe los pies en paralelo a los hombros. Póngase de cuclillas con la espalda recta.
2. A continuación, lávese los dientes apretando los glúteos.
3. Ahora, levante los talones hacia arriba y hacia abajo a un ritmo rápido durante unos veinticinco segundos y relájese un poco. Practique este ejercicio durante dos minutos.

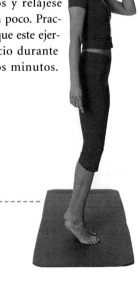

Gimnasia en la ducha

Usted no es ningún deportista de elite, pero es una persona muy ocupada. Por ello también realiza un máximo rendimiento. Mediante este ejercicio estirará la parte superior de la espalda en sólo dos minutos, después el tronco entero y reactivará su circulación. Si lo desea, podrá ducharse al mismo tiempo con agua templada.

Estiramiento de la espalda

1. Sujete la ducha con el dispositivo fijador con el fin de tener las manos libres. Enjabónese un poco y póngase bajo la ducha, de forma que siempre le caiga agua.

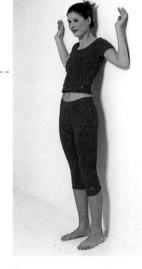

truco:

2. A continuación, levante los brazos hacia arriba, con los antebrazos perpendiculares al cuerpo y, si es posible, apóyelos contra la pared.
3. Incline un poco hacia delante la cadera hasta que sienta que el pecho y la espalda se estiran ligeramente, con cuidado de no provocarse una lordosis. Mantenga esta posición mientras cuenta hasta diez.

➤ Relájese un poco y después repita el ejercicio cinco veces.

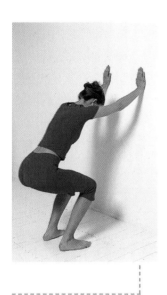

Fitness con cucharas y cuidados del cutis

¿Le apetece una dosis de entrenamiento de los músculos de la cara? Éste es el fundamento para tener un aspecto joven y radiante.

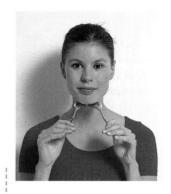

➤ Lávese la cara y aplíquese un poco de crema diaria. Utilice las cucharas para ello, dándose pequeños golpecitos para extender la crema. De este modo reactiva al mismo tiempo su circulación y activa la musculatura facial. Podrá apreciar en seguida el resultado: un cutis limpio y una piel tersa.

Estirar el tronco

1. Coloque las palmas de las manos contra la pared, a la altura de los hombros.
2. Póngase lentamente de cuclillas, hasta que consiga poner el tronco paralelo al suelo. ¿Nota cómo se estira? Entonces, cuente hasta quince y después levántese de nuevo poco a poco.

➤ Relájese un poco y repita el ejercicio tres veces.

Eliminar la papada

1. Coja una cuchara con cada mano y colóquelas bajo la barbilla, de forma que la parte convexa de ambas roce la piel.
2. Trate de mover la lengua trazando una "N" y eche la barbilla un poco hacia delante.
3. Presione ligeramente con la cuchara de la mano derecha hacia este mismo lado rápidamente y haga lo mismo con la cuchara de la mano izquierda.

➤ Rápidamente repita el ejercicio veinte veces, primero con una mano y después con la otra.

Realzar los labios

1. Coloque la parte cóncava de las cucharas a ambos lados de las alas nasales. Forme con la boca una "O".

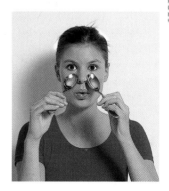

2 Mueva las cucharas en pequeños círculos varias veces.
3. Ahora, diríjalas con un pequeño balanceo hacia las comisuras de los labios. Vuelva a moverlas en círculos y llévelas de nuevo hacia las alas nasales.
➤ Repita el ejercicio diez veces.

Eliminar las patas de gallo

1. Coloque las cucharas en el rabillo de los ojos sobre los

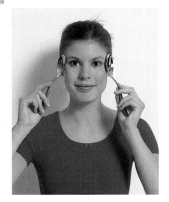

pómulos con la parte convexa de éstas sobre la piel. Muévalas en círculos un par de veces.
2. Sitúelas ahora sobre el hueso temporal y presione dos veces más.

➤ Repita el proceso diez veces.

Ejercite la cadera mientras se prepara un té de ginkgo

En su cocina se prepara una buena... Mientras prepara el té de ginkgo, desafíe a su cadera.

1. Sitúese ante el aparador de la cocina. Separe los pies paralelamente a las caderas e incline un poco las rodillas. Puede apoyar las manos sobre el aparador o sobre las caderas.
2. Tense la cadera. Esto le ayudará a activar sus isquiones (huesos de la antepierna). Éstas son las zonas sobre las que usted suele sentarse. Apriételas una con la otra e inclínelas ligeramente hacia arriba. Repita este ejercicio de forma rápida quince veces.

➤ Relájese un poco y vuelva a realizar el ejercicio otras quince veces más.

info:

TÉ PARA LOS NERVIOS

La bebida ideal para los que disponen de poco tiempo es un estimulante nervioso, como el té de ginkgo. Éste es extraído de la hojas del ginkgo biloba, un árbol sagrado japonés que contiene numerosos principios activos, ya que, por ejemplo, reactiva la sangre y aviva nuestra mente. El ginkgo también aporta a las neuronas un suplemento de azúcar en la sangre (glucosa) y de oxígeno. El resultado es un sistema nervioso tan rápido que no habrá nada que turbe su mente.

➤ Ponga unas hojas de ginkgo en un colador de té y sobre una taza cuélelas con agua hirviendo. Espere cinco minutos a que se enfríe y tómelo con un poco de miel.

Aumentar nuestra energía
y emplearnos a fondo

20 minutos
de
programa
medio

*S*i se levanta con la sensación de que
éste es su día y le apetece replantearse
su vida cotidiana; si esto le saca de la
cama y se le ocurren mil ideas...,
el programa de entrenamiento
energético es la idea perfecta.
Comience a realizarlo para estar
totalmente en forma.

Fuerte y en forma cada día

Usted es un montón de energía. No todos los días, pero sí cada vez más. Apenas suena el despertador, salta de la cama como un resorte. Y para que no haga a regañadientes los complicados rituales matutinos, el mejor pistoletazo de salida es un buen chorro de agua fría. Lávese la cara con agua fría para despejarse y sentir el frescor en la piel.

truco:

RELAX RÁPIDO

Todo aquel que interrumpe el trabajo de manera regular dispone de energía a largo plazo. Aproveche las pequeñas pausas para recuperar fuerzas. Para inspirarse, haga lo siguiente:

➤ **PAUSA DE UN MINUTO**
Mastique un chicle; si lo hace constantemente activará los músculos faciales y de la mandíbula, con lo cual el cerebro recibe un mayor abastecimiento de oxígeno y puede almacenar la información mucho mejor.

➤ **PAUSA DE DOS MINUTOS**
Apoyarse sobre los pulgares relaja la nuca y los hombros. Deje caer la cabeza hacia delante. Ponga las yemas de los dedos pulgares donde empieza la nariz, junto a las cuencas de los ojos. Apoye el resto de los dedos tocando la frente con las puntas. Cierre los ojos y, a continuación, deje caer el peso de su cabeza sobre los pulgares durante un minuto. Después levante la cabeza y muévala hacia izquierda y derecha varias veces.

Vivir a base de impulsos

Ya se ha marcado unos objetivos. Lo que todavía le hace falta es un programa de fitness que le ayude a conseguirlos. Debe ser uno que ponga en forma cuerpo y mente. A continuación le presentamos el programa que busca: el programa matutino de veinte minutos. Consiste en un conjunto de ejercicios fundamentales que triplicarán su nivel de energía. Fortalecerá su cuerpo y pondrá en forma también su cerebro. Además, hará que su cara luzca una espléndida sonrisa.

El día en buena forma

Por supuesto, la energía adquirida debe mantenerse mediante el ejercicio. Usted debe conseguir resultados de larga duración.

➤ Durante el día haga pausas, pues está comprobado científicamente que son necesarias. Del mismo modo, se ha descubierto que las personas sufren una disminución de rendimiento cada noventa minutos. Esta falta de energía no debe compensarse con el café, sino que debemos realizar pequeñas pausas para recuperarla y después continuar.

Programa medio para el tronco

Antes de que comience con este programa...

➤ Necesita una estera gimnástica o un par de mantas de lana, una mesa y una silla. Consiga también café vainilla (podrá adquirirlo en las tiendas más selectas de productos dietéticos).

➤ Ventile el lugar donde desee hacer los ejercicios.

Nuca, espalda, pecho y brazos

Calentamiento

El cuerpo no puede comenzar a entrenar en frío. Mediante la secuencia de ejercicios de calentamiento que está dividida en dos partes, conseguirá que su circulación y su musculatura adquieran lentamente la temperatura adecuada.

1. Coloque los pies paralelos a los hombros.

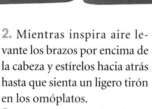

2. Mientras inspira aire levante los brazos por encima de la cabeza y estírelos hacia atrás hasta que sienta un ligero tirón en los omóplatos.

3. Al tiempo que espira el aire, baje los brazos hacia abajo hasta colocarlos detrás. Tanto las rodillas, como las caderas y la espalda deben permanecer relajadas.

4. Vuelva a inspirar y levante de nuevo los brazos y el tronco.

5. Haga como que corre durante un minuto sobre la esterilla. Con los puños relajados coloque los brazos formando ángulos rectos y muévalos en sentido opuesto.

➤ Empiece lentamente y vaya aumentando el ritmo; continúe corriendo hasta que note que no puede respirar profundamente.

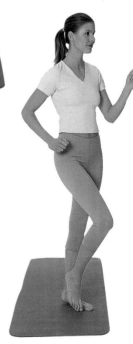

Practicar con una mesa

Cuanto más ejercicio haga, más en forma estará. Mediante estos eficaces ejercicios podrá estirar principalmente la zona lateral de la espalda y los pectorales.

1. Sitúese frente a una mesa a una distancia equivalente a la longitud de sus brazos. Coloque los pies juntos y mantenga las piernas rectas, mientras levanta los brazos por encima de la cabeza.
2. A continuación, incline el tronco y los brazos hacia delante hasta apoyar las palmas de las manos sobre la mesa.
3. Espire y haga fuerza con el tórax hacia el suelo hasta notar que los músculos laterales de la espalda y los pectorales se estiran. Mantenga esta postura durante cinco o diez segundos.

➤ Haga una pequeña pausa y repita el estiramiento cinco veces.

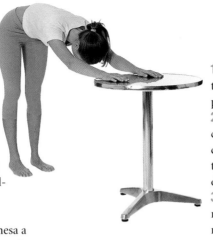

Nadar en seco

Por supuesto, éste es un ejercicio para realizar sin agua. Sin embargo, trate de simular que nada estilo crol. Es una forma fácil de fortalecer toda la musculatura de la espalda y de estirar correctamente el cuerpo. Para la realización de este ejercicio extienda una esterilla en el suelo.

1. Colóquese boca abajo. Estire las piernas y mantenga las puntas de los pies en el aire.
2. Colóquese la mano derecha bajo el pecho para que el cuerpo pueda apoyarse, mientras mantiene el brazo izquierdo estirado sobre la cabeza.
3. Incline el tronco lentamente hacia la izquierda y mantenga esta posición durante unos segundos. Después realice lo mismo cambiando de brazo.

➤ Nade estilo crol con cada brazo veinticinco veces. Para ello respire rítmicamente y asegúrese de que puede mover el brazo con facilidad.

El "cortaleña"

Los músculos del abdomen forman un corsé natural que da consistencia al cuerpo. Una condición previa es que esté en forma. Mediante el ejercicio "cortaleña" fortalecerá los músculos sesgados del abdomen y favorecerá al mismo tiempo la musculatura de la espalda.

1. Tiéndase boca arriba en la estera. Doble las piernas sin levantar las plantas de los pies en el suelo.

2. Incline el tronco hacia la izquierda, con los brazos estirados sobre la cabeza y las palmas de las manos juntas. Mantenga la mirada en las manos juntas.

3. Para realizar un buen estiramiento, levante el tronco con las manos al frente hasta tocar la rodilla derecha. Del mismo modo, los brazos deberán permanecer estirados y con las manos pegadas. Siga con la vista el hacha invisible. ¿Siente cómo se le estiran los músculos del abdomen?

4. Vuelva a apoyar el tronco en el suelo.

5. A continuación, realice lo mismo dirigiendo el hacha imaginaria hacia la otra pierna.

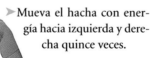
➤ Mueva el hacha con energía hacia izquierda y derecha quince veces.

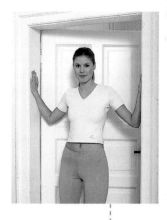

Ejercitar brazos

¿Se acuerda de los ejercicios isométricos de los que ya le hemos hablado? Nos permitían entrenar los músculos de una forma muy eficiente y sin movernos demasiado. Por ejemplo, nos permitían entrenar los músculos de los brazos.

1. Colóquese con la espalda recta bajo el marco de una puerta o un pasillo estrecho. Incline un poco las rodillas y apoye las manos en el marco de madera o en la paredes, de forma que queden a la altura de los hombros.

2. Haga fuerza con las manos contra el marco o contra la

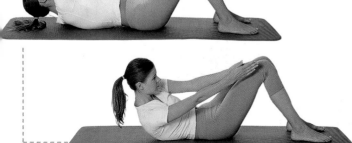

pared. Al realizar este ejercicio, procure no elevar los hombros.

3. Debe hacer presión contra el marco de la puerta o contra la pared, principalmente con los brazos. Manténgase en esta postura mientras cuenta hasta diez.

➤ Relájese y vuelva a repetir el ejercicio diecisiete veces.

Respiración energética

Esta gimnasia de respiración rítmica completa los ejercicios de fitness de las páginas 9 y 13. Éstos nos permiten que todo nuestro cuerpo adquiera energía y además fortalecen la fuerza de resistencia de nuestra movilidad.

1. Coloque los pies paralelos a los hombros e incline ligeramente las rodillas. Ponga las manos a la altura del ombligo, con los dedos entrelazados y las palmas hacia arriba.

2. Inspire aire y ponga rectas las piernas mientras eleva las manos hasta el pecho.

3. A continuación, espire y ponga las palmas de las manos hacia abajo, al tiempo que estira los brazos lentamente hasta por debajo del ombligo y dobla las rodillas.

➤ Realice este ejercicio dieciocho veces en total.

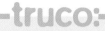

LAS AGUJETAS

La práctica eficiente del fitness no implica la aparición de agujetas, sino que éstas más bien son un indicio de tener los músculos desentrenados. ¿Ya han tenido sus músculos el placer de conocerlas? Haga lo siguiente:

➤ Frótese la parte del músculo en la que tiene agujetas con vinagre de sidra. Éste actúa del mismo modo reactivando la circulación sanguínea. Para que no huela a vinagre, aplíquese una loción corporal hidratante.

➤ Los cambios de frío o calor o viceversa son estímulos que producen una sensación agradable. Dúchese con agua caliente durante tres minutos y seguidamente con agua fría durante veinte segundos.

➤ Tal vez le apetezca más darse una vuelta por la sauna.

Estirar los ligamentos

Este ejercicio es ideal para practicarlo sentado. El estiramiento del tronco actúa como masaje en los ligamentos, los músculos y los tendones que han sido sometidos a un esfuerzo parcial. Así sentirá que tiene cada vez más movilidad y flexibilidad.

1. Coloque los pies paralelos a los hombros e incline ligeramente las rodillas. Levante los brazos hacia arriba, pero sin estirarlos.

2. Mientras pasa el peso a la pierna derecha, mueva los brazos por encima de la cabeza hacia la izquierda sin dejar de mirar al brazo izquierdo.

3. Realice el mismo ejercicio pero al revés; el peso recae sobre el pie izquierdo y mueva los brazos hacia la derecha.

➤ Mueva un total de veinte veces los brazos hacia la izquierda y hacia la derecha de forma rítmica y pausada. Trate de evitar inclinar la cadera.

Ejercicio completo: movimientos circulares con los hombros y café vainilla

Como principiante es aconsejable que aproveche cualquier minuto que tenga por la mañana. Por ello, procure:

➤ Hacer movimientos circulares con los hombros mientras se prepara el café.

1. Siéntese en una silla de la cocina con la espalda recta y sin apoyarse en el respaldo.

2. Mueva diez veces los hombros en círculos en un sentido y en otro.

3. Después suba los hombros hasta la altura de las orejas, cuente hasta diez y relájelos de nuevo.

➤ Repita esta gimnasia de hombros tres veces.

info:

EL PLACER DEL AROMA

El café aumenta la capacidad de rendimiento mental: la cafeína, que es el principio activo más importante de los preciados granos, influye en el sistema vascular y nervioso y mejora el riego sanguíneo del cerebro. Así que ya sabe, tome café, pero no abuse, ya que puede rebasar el límite de lo que su estómago tolera y éste puede rebelarse. El café de la mañana huele especialmente bien si éste está aromatizado con vainilla (podrá adquirir café-vainilla en determinadas tiendas de productos dietéticos).

➤ Atención: cuando tome café beba por lo menos el doble de agua que de café, ya que éste elimina líquidos del cuerpo.

rograma medio para abdomen, piernas y glúteos

Antes de que comience con este programa...

➤ Necesita una esterilla gimnástica o dos mantas de lana, un cojín y una mesa. También necesitará naranjas o zumo de naranjas, nuez moscada molida y chile molido.

➤ Ventile la habitación donde desee hacer el ejercicio.

Abdomen, piernas, glúteos y cadera

Calentamiento

Respire profundamente y comience. No hace falta que haga un esfuerzo demasiado grande durante la secuencia de ejercicios de calentamiento. Bastará con que note que el cuerpo ha adquirido la temperatura necesaria. Eso sí, tanto sus articulaciones como sus ligamentos le agradecerán que este calentamiento sea progresivo; de lo contrario, sufrirían una sobrecarga durante el entrenamiento de fitness.

1. Coloque los pies paralelos a los hombros e incline ligeramente las rodillas. Los brazos deben estar relajados junto al cuerpo.

2. A continuación, comience a estirar la cadera moviendo el tronco de izquierda a derecha, al tiempo que balancea los brazos hacia los lados. Practique este movimiento de cadera durante un minuto.

3. Ponga los pies juntos y levante el talón derecho de forma que sólo toque el suelo con los dedos.

4. Baje el pie derecho de nuevo al mismo tiempo que levanta el talón izquierdo.

➤ Trate de coordinar los pasos anteriormente descritos de forma que adquiera un movimiento rítmico durante un minuto. Ayúdese con el balanceo lateral de los brazos.

Paso lateral

Sin duda usted puede coger un lápiz del suelo sin esfuerzo. Para que siempre le resulte igual de fácil, debe estirar regularmente su cuerpo. Con este ejercicio podrá estirar la musculatura lateral desde la cadera hasta los brazos. Es importante que realice los estiramientos de forma concentrada y relajada y que ponga especial atención a la respiración.

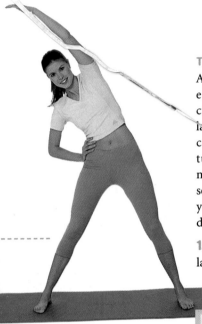

Tentetieso

A partir de los treinta años de edad la masa muscular del cuerpo disminuye y aumenta la cantidad de grasa. Este proceso de envejecimiento natural puede contrarrestarse mediante la práctica de fitness selectivo. Empiece hoy mismo y fortalezca la musculatura del tronco y del trasero.

1. Abra las piernas y póngase las manos en la cintura.

2. Apriete los glúteos e incline lentamente las rodillas todo lo que pueda sin levantar los talones. Manténgase en esta postura mientras cuenta hasta diez.
3. Vuelva a ponerse derecho.

➤ Practique este ejercicio ocho veces. Procure mantener recto el tronco y que éste no se incline hacia delante.

1. Separe los pies un metro.
2. Colóquese la mano derecha en la cintura y estire el brazo izquierdo arqueándolo por encima de la cabeza.
3. Incline el tronco hacia la derecha hasta sentir un tirón y cuente hasta diez.
4. Relájese y vuelva a la posición inicial.
➤ Después estire el otro lado (cuatro veces cada lado).

FITNESS EXTRA

Realizar estiramientos vuelve la piel más tersa y reafirma la figura, al tiempo que nos proporciona una sensación agradable. Además, éstos evitan la reducción de la masa muscular y la disminución del radio de movimiento.

Haga siempre estiramientos, incluso fuera del programa de fitness. No es necesario que invierta mucho más tiempo. Tómese los estiramientos como una parte de sus actividades diarias. A continuación le hacemos un par de propuestas:

truco:

➤ **CUANDO HABLE POR TELÉFONO:** acostúmbrese a hablar de pie. Sujete el auricular con la mano derecha y escuche por la oreja derecha. Póngase de puntillas y estire el brazo izquierdo por encima de la cabeza. A continuación, cambie el auricular de oreja y, de nuevo, de puntillas estire el brazo derecho por encima de la cabeza tanto como pueda.

➤ **CUANDO HAGA LA COLADA Y LA TIENDA:** al agarrar el cordel para tender, levante la cadera hacia la izquierda. Para ello, levante el talón izquierdo ligeramente del

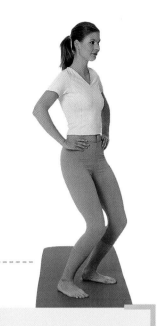

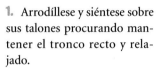

La postura de la mariposa

"Relaja tu alma y tonifica tu cuerpo". Esto es lo que garantiza el yoga hindú. Saque provecho de estos ejercicios tan centenarios como completos, también conocidos como asanas en la India. La mariposa ejercita hombros y pectorales y, además, le ayudará a mantener una espalda recta y esbelta.

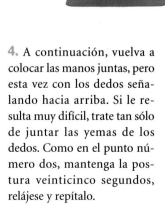

suelo. Manténgase en esta postura mientras cuenta hasta diez. Después haga lo mismo con el lado derecho de la cadera y con el pie del mismo lado.

➤ **CUANDO LIMPIE EL POLVO:** cuanto más se estire, mayores serán los resultados. Eche un vistazo para ver dónde puede limpiar el polvo. Agarre el plumero primero con la mano derecha y después con la izquierda. Estírese todo lo que pueda, póngase de puntillas y limpie el polvo.

1. Arrodíllese y siéntese sobre sus talones procurando mantener el tronco recto y relajado.
2. Coloque las manos en la espalda a la altura del pecho (teniendo en cuenta que las palmas de las manos deben tocarse y los dedos han de señalar hacia abajo). Debe sentir un suave tirón en pecho y hombros.
Mantenga esta postura durante veinticinco segundos y separe un poco las manos.
3. Repita el ejercicio.

4. A continuación, vuelva a colocar las manos juntas, pero esta vez con los dedos señalando hacia arriba. Si le resulta muy difícil, trate tan sólo de juntar las yemas de los dedos. Como en el punto número dos, mantenga la postura veinticinco segundos, relájese y repítalo.

Atención: Ponga los codos a los lados, en horizontal, y fije la vista al frente.

Apertura de piernas contra la pared

En el día a día nos pasamos la vida sentados: en el trabajo, en casa, en el coche, en el autobús, etc. Por ello, es muy importante ejercitar las piernas. Para empezar le proponemos unos estiramientos de la parte interior de los muslos.

1. Coloque la esterilla ante una pared y estírese. Sitúe el trasero tan cerca como pueda de la pared y pegue contra ella las piernas en vertical.
2. Abra poco a poco las piernas hasta sentir un suave tirón en la parte interior del muslo. Mantenga esta postura durante treinta segundos y vuelva a juntar las piernas.

➤ Repita el ejercicio tres veces y estírese en el suelo para relajarse.

La prensa

Este ejercicio fortalece muslos y caderas. Para realizarlo necesitará una almohada y una silla.

1. Sitúe la silla sobre la esterilla. Estírese y póngase la almohada bajo la cabeza. Flexione las piernas de forma que las rodillas toquen las patas de la silla.
2. Haga presión con las rodillas hacia las patas durante veinte segundos.
3. Reléjese y repita el ejercicio cuatro veces.

Región lumbar

Este ejercicio favorece la coordinación de todo el cuerpo, a la vez que activa el hemisferio izquierdo y derecho del cerebro. Además, nos enseña a mantener el equilibrio y mejora la respiración. El resultado es un aumento de energía tanto en el cerebro como en el cuerpo.

1. Colóquese de pie con las piernas juntas.
2. Levante la pierna con la rodilla hacia el pecho y, al mismo tiempo, levante el brazo izquierdo hacia arriba.
3. A continuación, haga justo lo contrario: suba la pierna hacia el pecho y eleve el brazo derecho hacia arriba.

➤ Alterne el punto dos y el punto tres durante dos minutos.

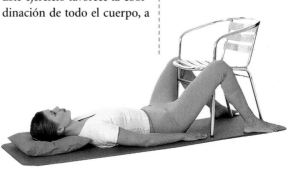

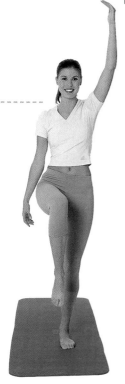

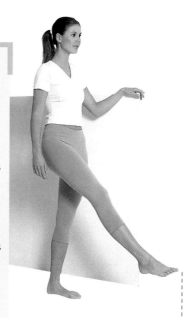

info:

DOPAJE DE ESPECIAS

Zumo de naranja es la típica bebida que suelen tomar las principiantes. Pruébelo con un poco de chile o de nuez moscada. Ambos no son sólo aromáticos, sino que además tienen propiedades terapéuticas. El chile molido contiene una sustancia aceitosa y estimulante llamada capsaicín. Y las conocidas nueces aromáticas contienen azafrán, sustancia que favorece la circulación y aumenta el buen humor. La forma de preparar esta bebida es la siguiente:

➤ Exprima unas cuantas naranjas. Si no dispone de mucho tiempo, compre zumo embotellado. Eche una pizca de nuez moscada o de chile molido en un vaso de zumo de naranja de 200 ml. Remuévalo todo con una cuchara y pruébelo.

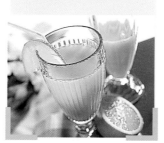

Para obtener una canalización de energía óptima es importante que tanto la columna como la cabeza estén rectas, tal como si se agarrara a una cuerda imaginaria.

Un ejercicio completo: estirar los muslos y tomarse un dopaje de especias

Si se levanta por la mañana con mucha energía, éste es sin duda el ejercicio perfecto para

usted. Hágalo en la cocina y después prepárese una bebida dopante de especias.

1. Colóquese de pie junto a un pomo, al marco de una puerta o un armario, para poder apoyarse con la mano.
2. Balancee la pierna hacia adelante y hacia detrás hasta que sienta un ligero tirón en el muslo. Realice este movimiento durante un minuto.
3. Dése media vuelta y practique ahora con la otra pierna también durante un minuto.

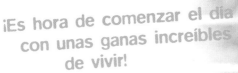

¡Es hora de comenzar el día con unas ganas increíbles de vivir!

30 minutos para las sibaritas

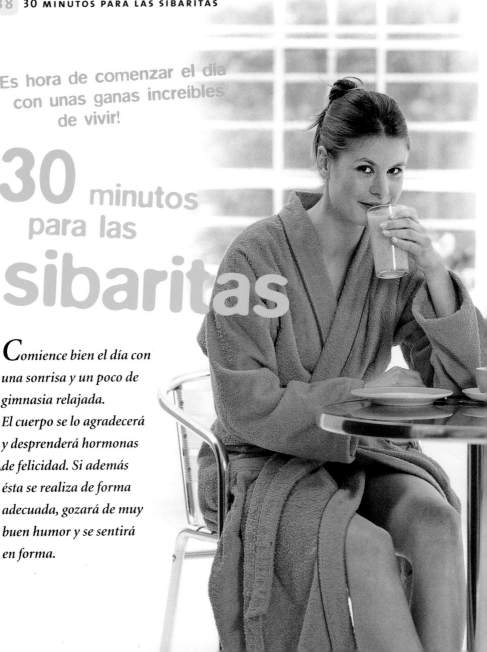

*C*omience bien el día con una sonrisa y un poco de gimnasia relajada. El cuerpo se lo agradecerá y desprenderá hormonas de felicidad. Si además ésta se realiza de forma adecuada, gozará de muy buen humor y se sentirá en forma.

Relájese y disfrute

¿Sufre un constante estrés y siempre tiene algo que hacer? ¿Siempre tiene cosas en la cabeza y objetivos que conseguir? A partir de hoy, esto se ha acabado. Hoy es domingo y si hay algo que le gusta hacer es disfrutar de los domingos, bien sea solo o en pareja; tiene tiempo para dormir hasta la hora que quiera, tiempo para tomarse un buen zumo de frutas, tiempo para fitness matutino.

Deje a un lado el estrés

Eche el freno. De lo contrario, la ansiedad se apoderará de usted y pondrá en juego su salud, ya que en estos casos la presión sanguínea aumenta y la circulación se altera. Las consecuencias de todo esto son mareos, dolores de cabeza y estomacales. Además, si siempre está bajo presión, la actividad de los anticuerpos aumenta. Éstos son unos entes hiperac-

tivos derivados de procesos de oxidación que se encuentran en el cuerpo, el cual necesita una determinada cantidad de éstos para eliminar los gérmenes y las bacterias. Sin embargo, el cuerpo reacciona negativamente cuando hay un exceso y aumentan las probabilidades de sufrir enfermedades.

El color de la piel también lo nota

El estrés permanente también afecta al color de la cara. La tez se vuelve pálida, la mirada nerviosa, y empiezan a aparecer arrugas. La tensión física y psíquica vuelve rígida toda la musculatura. Por ello, trate de poner remedio a todo esto. Trate de planificar los días que tiene libres, marcándolos en su agenda.

Aproveche su día libre para comenzar con el programa de fitness en la cama. Disfrute de forma relajada de estos ejercicios, que le proporcionarán un equilibrio interior.

truco:

CARICIAS PARA EL CUERPO Y EL ALMA

¿Le apetecen unos minutos de ocio? Dése el placer con un masaje renovador. No hace falta saber ninguna técnica. Simplemente déjese llevar por las caricias, los pellizcos y los apretones del cuerpo.

➤ Utilice aceite de sésamo para los masajes. Éste reactiva la circulación, fortalece el sistema nervioso y la musculatura, y vuelve la piel más tersa. Vierta el aceite en un recipiente y caliéntelo a la temperatura corporal.

➤ Comience por las orejas: masajéelas presionando suavemente y haciendo círculos con las puntas de los dedos. Después acaricie y pellizque la nuca, los hombros y los brazos. Para dar un masaje en el abdomen, trate de trazar círculos en el sentido de las agujas del reloj. Después pase a los glúteos, las piernas y los pies. Masajee bien todas las zonas. Y para acabar pellizque las plantas de los pies.

Fitness a medida para sibaritas
Puntos esenciales:
elasticidad y equilibrio

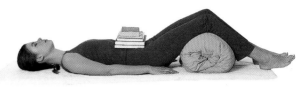

Antes de comenzar con este programa...

➤ Necesita una esterilla gimnástica o dos mantas de lana, cinco libros gordos, una silla, una mesa, un reproductor de CDs y su música preferida. Además, precisará 100 ml de zumo de naranja, 150 ml de leche de manteca, media banana y una cucharada de almendras molidas.

Calentamiento

El placer significa no sólo inspirar, sino también espirar profundamente y eliminar la tensión interna. Intente poner esto en práctica mientras calienta. Puede hacerlo incluso en la cama.

1. Coloque la colcha bajo las rodillas, de forma que acomode las vértebras lumbares, y póngase sobre el abdomen cinco libros gruesos.

2. Cierre los ojos, inspire, espire y note el peso sobre su tripa.

3. A continuación, vaya quitándose de encima un libro tras otro, mientras respira profundamente.

➤ Realice este ejercicio durante un minuto.

4. Acelere su circulación con el siguiente ejercicio. Quítese la colcha de debajo de las rodillas y estire el cuerpo. Póngase en tensión y relájese de nuevo. Desperécese a gusto.

5. Ahora actúe como un escarabajo boca arriba, levantando las piernas y los brazos en el aire. Agítelos, primero lentamente y después, cada vez más rápido durante dos minutos.

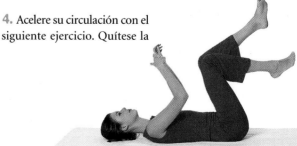

Agarrar manzanas

¿Todavía no se ha despertado? No importa, siga soñando. Mediante el siguiente ejercicio podrá estirar todo el cuerpo mientras hace una pequeña excursión al campo. Pero para practicarlo tiene que levantarse.

1. Ponga los pies paralelos a los hombros y relaje los brazos junto al cuerpo. Cierre los ojos.

2. Imagínese que está en el campo y nota los rayos del sol sobre la piel y la hierba húmeda bajo los pies.

3. En medio de este campo imaginario hay un manzano lleno de apetitosas manzanas rojas. Trate de hacerse con un par de éstas poniéndose de puntillas.

4. Alterne ambos brazos para agarrar estas frutas maravillosas.

➤ Recoja manzanas imaginarias durante tres minutos.

Abdomen-cara

¿Le parece que necesita poner más en forma su abdomen? Pues manos a la obra.

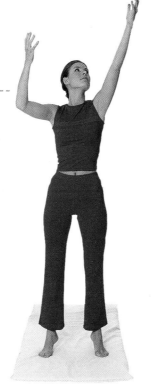

Mediante el siguiente ejercicio fortalecerá la parte inferior del abdomen.

1. Túmbese boca arriba sobre la esterilla gimnástica con los brazos pegados al cuerpo y las palmas de las manos tocando el suelo.

2. Suba las piernas hacia arriba y cruce los pies, al tiempo que levanta la cadera ligeramente del suelo y cuenta hasta quince. ¿Nota un tirón en el abdomen? Son los músculos de esta zona, que se encuentran activos.

3. Vuelva a bajar la cadera lentamente hacia el suelo.

➤ Realice este ejercicio durante tres minutos. Inspire cuando suba la cadera y espire cuando la baje.

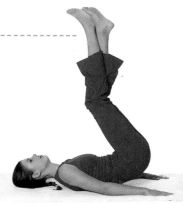

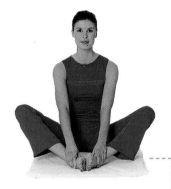

Yoga para los pies

Los pies están directamente conectados con las hormonas de la felicidad, ya que numerosas terminaciones nerviosas que se encuentran en las plantas de los pies y en las palmas de las manos están relacionadas con los órganos más importantes. Mediante este sistema cuádruple de yoga, por un lado estimulará las terminaciones nerviosas y por otro activará la movilidad de pies y piernas.

1. Túmbese boca arriba sobre la esterilla, con las piernas estiradas.
2. Dirija los dedos de los pies hacia el suelo y manténgase en tensión mientras cuenta hasta diez. Relájese y repita el ejercicio cuatro veces.
3. Ahora, apriete los dedos de los pies como si tratase de

agarrar un lápiz. Cuente hasta diez y relaje los pies. Después repita el ejercicio cuatro veces.
4. A continuación, haga presión con los talones hacia el suelo y dirija los dedos de los pies hacia usted, mientras cuenta hasta 10. Después relájese y repita el ejercicio otras cuatro veces.
5. Siéntese con la espalda recta y doble las piernas, de forma que pueda juntar las plantas de los pies. Cójase los pies con las manos. Presione con fuerza las plantas de los pies una contra otra mientras cuenta hasta 10 y relájese. Repita este ejercicio cuatro veces.

truco:

No practique fitness de forma automática

Jamás se le ocurra hacerlo. ¿Recuerda? Tiene bastante tiempo como para concentrarse en los ejercicios, practicarlos de forma precisa y lenta y, además, disfrutar de ellos. Por tanto:

➤ Cuando note que se distrae y actúa de forma automática, ponga su atención en la respiración y observe su funcionamiento en el cuerpo.

➤ Evite los movimientos bruscos, pues únicamente fatigará los ligamentos, las articulaciones, los músculos y los tendones.

➤ ¡Es que usted es una sibarita! Cuando haga fitness matutino, esté pendiente de los movimientos. Esto tiene unos claros efectos y notará cómo un hormigueo le invade el cuerpo de forma permanente.

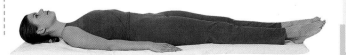

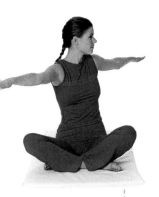

¡Vuela, pájaro, vuela!

Unos hombros esbeltos le hacen parecer más alta, especialmente en verano y ahora que vuelven a estar de moda las camisetas de tirantes. Prepárese para enseñar los hombros y para hacer estiramientos mediante este ejercicio contra la tensión. Con él entrenará toda la musculatura de los hombros.

1. Siéntese con las piernas cruzadas y la espalda recta sobre la esterilla gimnástica.
2. Levante los brazos a la altura de los hombros y gire el tronco hacia la derecha y después hacia la izquierda.
3. Siga lentamente con la cabeza estos movimientos de estiramientos, que deberá realizar durante tres minutos.

Línea estirada

Así es; mediante este ejercicio utilizará el peso del cuerpo para entrenar los músculos más importantes de pies a cabeza. No obstante, es posible que le resulte un poco fatigoso.

1. Túmbese boca abajo en la esterilla y doble los brazos hasta la altura del pecho, de forma que los antebrazos y las palmas de las manos queden pegados al suelo. En cuanto a los pies, tan sólo los dedos deben tocar el suelo.

2. Eleve lentamente el cuerpo hacia arriba y descanse éste sobre sus antebrazos y los dedos de los pies. La cabeza debe situarse como una prolongación de la columna vertebral; para ello, incline ligeramente la barbilla hacia el pecho y estire el cuello. Manténgase en esta postura mientras cuenta hasta 10.
3. Después, deje caer lentamente el cuerpo y relaje los antebrazos.

➤ Repita la postura de la línea estirada a su ritmo y durante tres minutos.

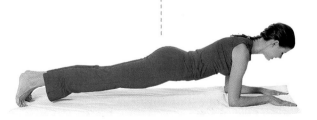

Salto de ojo

Todo los días, desde que nos levantamos hasta que nos acostamos, el ojo humano recibe miles de imágenes. Ha llegado la hora de que usted también haga algo. Este ejercicio mantiene a los ojos flexibles y en forma.

1. Siéntese con la espalda recta en una silla.

2 Imagínese una cuerda que va desde la punta de su nariz hasta la mesa, la planta, el equipo estéreo, la estantería y a través de la ventana hasta un árbol que hay frente a su casa.

3. Ahora "salte" con los ojos de un punto a otro: de la punta de la nariz a la mesa, de la mesa a la planta, de la planta al equipo de estéreo, de éste a la estantería, después a la ventana y al árbol, durante un total de tres minutos.

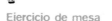

Ejercicio de mesa

Si usted a menudo padece agujetas, la única solución viable es practicar ejercicio regularmente y a conciencia. Comience hoy mismo con brazos, hombros y piernas.

1. Póngase de espaldas a una mesa y apóyese con las manos sobre ésta.

2. Baje doblando suavemente las rodillas.

3. Incorpórese de nuevo lentamente. ¿Percibe cómo trabajan los músculos?

➤ Practique este ejercicio quince veces. Después relájese y haga otra serie de quince.

Al ritmo de la música

¡Baile! Da igual que sea música disco, salsa, *reggae*, rock'n' roll o un agradable vals vienés. Todos estos estilos actúan directamente sobre las piernas y activan la circulación.

1. Ponga su música favorita en el reproductor de CD.

2. Cierre los ojos por un instante. Déjese llevar por la música.

➤ Baile enérgicamente durante tres minutos.

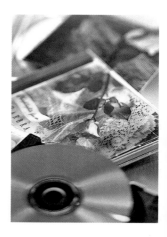

info:

CÓCTEL DE FELICIDAD

La bebida del desayuno debe ser realmente nutritiva y contener todo tipo de vitaminas y minerales. Es muy importante que contenga plátano, ya que estimula la serotonina, es decir, la hormona de la felicidad. Se ha de tener en cuenta que los alérgicos a la lactosa pueden sustituir la crema de leche por la leche de soja.

– 100 ml de zumo de naranja

– 50 ml de crema de leche

– Medio plátano

– Una cucharada sopera de almendras molidas

Remuévalo bien y viértalo en un vaso. Siéntese, relájese y disfrute de su sabor.

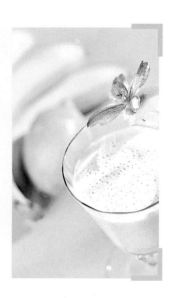

Un ejercicio completo: tonifique sus pechos y tome un cóctel de felicidad

Este ejercicio de pechos no aumenta ni disminuye el tamaño de los mismos; pero los tonifica sin necesidad de emplear cremas caras y, además, no tiene efectos secundarios. Y porque usted lo vale, dése el placer de tomarse un cóctel de felicidad. Eso sí, siempre y cuando haya hecho este ejercicio.

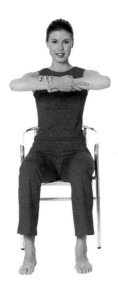

1. Siéntese con la espalda bien recta en la silla de la cocina. Cójase las muñecas con las manos.
2. Levante los brazos a la altura de los hombros y estire la piel con fuerza hacia los codos.
➤ Haga tres series de quince estiramientos.

Buscar, encontrar

Índice alfabético

Las palabras en cursiva son los nombres de los ejercicios.

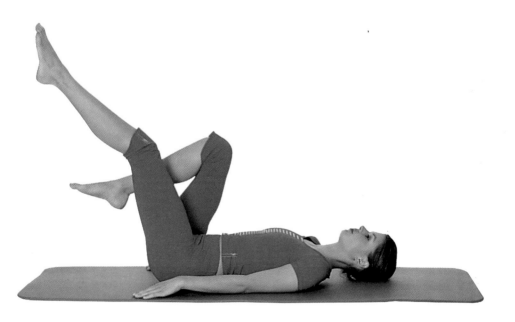

La autora

Tushita M. Jeanmaire nació en 1955 y vivió en Zurich. Autora y terapeuta, trabaja como asesora en la revista suiza para mujeres *Annabelle*, en el ámbito del fitness y la salud mental y corporal. Además, escribe para revistas como por ejemplo *shape*. Su último libro, *Meditación; completamente relajado en el día a día y en momentos de crisis*, fue publicado en 1999 por la editorial Ariston. Por otro lado, Tushita M. Jeanmaire trabaja desde 1986 en su consulta privada. Se formó en terapia de la respiración y en trabajo corporal y de la energía. Los puntos esenciales de su trabajo son la unión entre espiritualidad y el día a día, las relaciones, la sexualidad y el trato social sin estrés.

Información útil

Los consejos presentados en este libro han sido estudiados cuidadosamente y comprobados con la práctica. Sin embargo, se invita a los lectores y lectoras a decidir por sí mismos si y hasta qué punto quieren cambiar las indicaciones que se encuentran en este libro. La autora y la editorial no asumen ninguna responsabilidad sobre los resultados. Por favor, ¡pongan atención a las indicaciones de las páginas 15 y 46!

Fotografías

Producción fotográfica: Martín Wagenhan. Diseño: Susa Lichtenstein. Otras fotos: Editorial Jahreszeiten. Portada: GU: páginas 17 y 44 (Manfred JahreiB); 37, 45 (Reiner Schmitz). Queremos agradecer su colaboración a la empresa Karstadt Sport , Munich, por poner a nuestra disposición de forma desinteresada el equipo deportivo.

Agradecimientos

Mi más sincero agradecimiento a Hans-Curt Flemming, quien me acompañó en el camino durante casi dos décadas. Él fue también quien despertó en mí la pasión por escribir. Y no sólo eso: me proporcionó las herramientas necesarias y me apoyó en todos y cada uno de mis proyectos de libros.

Créditos

Copyright © EDIMAT LIBROS, S. A.
C/ Primavera, 35
Polígono Industrial El Malvar
28500 Arganda del Rey
MADRID-ESPAÑA

Publicado originalmente con el título Wake up! in 10, 20 oder 30 minuten zur Bestform.
©2002 por Gräfe und Unzer Verlag GmbH, Munich
Derechos de propiedad intelectual de la traducción a español: 2003 © por Edimat Libros

Colección: Sentirse bien
Título: Empezar el día con energía
Autor: Tushita M. Jeanmaire
Traducción realizada por: Traduccions Maremagnum MTM
Impreso por: IBERGRAPHI 2002

ISBN: 84-9764-344-5
Depósito legal: M-33120-2004

IMPRESO EN ESPAÑA – PRINTED IN SPAIN